**MARAGE**

CTEUR EN MÉDECINE

ET

DOCTEUR ÈS SCIENCES

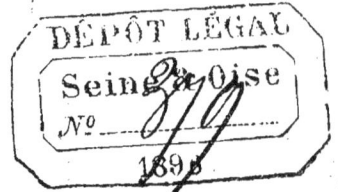

# QUAND ET COMMENT TRAITER

LES

# AMYGDALES HYPERTROPHIÉES

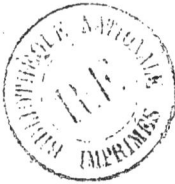

$T_e^8$

MASSON ET C$^{ie}$, ÉDITEURS, PARIS.

# QUAND ET COMMENT TRAITER

## LES

# AMYGDALES HYPERTROPHIÉES

PAR

## R.-M. MARAGE

Docteur en Médecine
Docteur ès sciences
Lauréat de la Faculté de Médecine de Paris

---

### ÉD. CRÉTÉ
## IMPRIMERIE TYPOGRAPHIQUE
CORBEIL (S.-&-O.)

# QUAND ET COMMENT TRAITER

LES

# AMYGDALES HYPERTROPHIÉES

## I

Il n'y a pas *un* traitement de l'hypertrophie des amygdales, il y en a *beaucoup;* c'est au chirurgien à savoir choisir : que la méthode soit lente, demi-lente ou rapide, peu importe, le meilleur procédé sera celui qui donnera le meilleur résultat.

En tout cas, il ne faut jamais perdre de vue la considération suivante :

Il est excessivement rare que l'hypertrophie seule des amygdales mette la vie des malades en danger de manière à exiger une intervention d'urgence.

Donc il faut toujours se placer dans des conditions telles que l'on n'ait jamais à craindre une issue fatale.

La première conséquence, c'est de supprimer complètement tout anesthésique, quel qu'il soit, à moins qu'on ne se trouve dans des conditions exceptionnelles.

La deuxième, c'est d'employer des méthodes différentes suivant les malades : tel procédé, parfait chez l'enfant, est dangereux chez l'adulte; tel autre, applicable chez un malade docile, est impossible chez un enfant qui se débat.

*De plus, dans le choix de la méthode il ne faut pas oublier que, si tous les malades atteints d'hypertrophie des amygdales, accompagnée ou non de tumeurs adénoïdes, ne sont pas des tuberculeux, ils sont au moins aptes à le devenir; et puisqu'ils sont plus ou moins en état de réceptivité, il faut agir sans ouvrir de porte à l'infection bacillaire.*

Or les amygdales gênent dans deux cas : ou parce que leur volume est tel qu'elles nuisent au malade par leur présence seule, ou parce qu'elles sont sujettes à des inflammations fréquentes, tout en étant faiblement hypertrophiées.

Donc dans ces deux cas il faut intervenir.

Chez *les enfants*, jusqu'à l'âge de 7 à 8 ans, les amygdales sont souvent énormes ; parfois elles se rejoignent sur la ligne médiane, et leur présence seule gêne la respiration.

Deux hypothèses se présentent : ou bien l'enfant a rarement des angines ; les hémorrhagies ne sont pas à craindre, l'amygdalotome de Fahnestock est alors l'instrument de choix. Si par hasard on avait une hémorrhagie secondaire, on l'arrêterait facilement soit avec du perchlorure de fer, soit avec le thermocautère ou le galvanocautère, soit enfin avec la pince que nous avons fait construire et que nous décrivons à la page suivante.

Ou bien les angines sont fréquentes : alors avec l'amygdalotome de Fahnestock on s'exposerait à une hémorrhagie que l'on pourrait, il est vrai, toujours arrêter avec la pince, mais qu'il est inutile de provoquer ; de plus, avant comme après l'opération, l'enfant resterait toujours sujet aux inflammations répétées.

Dans ce cas la galvanopuncture donne de très bons résultats ; non seulement le tissu se rétracte rapidement, mais encore les angines disparaissent ; seulement une précaution est indispensable : tâter la susceptibilité du malade.

Certaines gorges réagissent si vivement sous l'influence de la moindre cautérisation, qu'il se produit un œdème considérable du voile du palais et de la luette ; l'amygdale s'enflamme et souvent une otite se déclare.

Dans ces conditions, il faut toujours commencer par faire une légère pointe de galvanocautère d'un seul côté ; la réaction inflammatoire, qui se produira dans les trois jours suivants, indiquera le degré de susceptibilité du malade.

Mais il faut toujours avoir pour règle absolue de ne jamais intervenir pendant l'inflammation de l'amygdale ou immédiatement après : on sera sûr que ce résultat sera obtenu en faisant toucher matin et soir tout le tissu avec une solution concentrée de résorcine ; l'inflammation disparaît rapidement, et l'on a un milieu aussi antiseptique que possible. Cette précaution doit toujours être prise quelle que soit la méthode de traitement.

Enfin l'amygdale peut présenter des cryptes nombreuses ; c'est alors qu'il faut se servir de la discision et du galvanocautère ; mais, s'il y a des contre-indications (réaction inflammatoire trop vive, refus du malade, etc.), on emploie la résorcine en solution concentrée, variant de 50 à 100 p. 100 ; chaque crypte est vidée aussi complètement que possible, et on introduit dans la cavité un porte-caustique muni d'un coton imprégné de la solution ; on l'y laisse une demi-minute ; on répète cette opération trois à quatre fois par semaine et l'amygdale se rétracte. Cette méthode est un peu plus lente que la galvanopuncture, mais elle ne nécessite pas d'installation spéciale.

### DESCRIPTION.

*Les pinces ordinaires à forcipressure s'appliquent avec*

*peine, et il est presque impossible de les laisser en place.
La pince représentée sur la figure 1 s'applique très facilement, que ce soit l'amygdale ou un pilier qui saigne, et on
peut la laisser en place sans trop gêner le malade.*

*Elle se compose de deux branches, recourbées à l'une
des extrémités, et rentrant l'une dans l'autre. On tient l'appareil par le manche, et en poussant sur la tige intérieure*

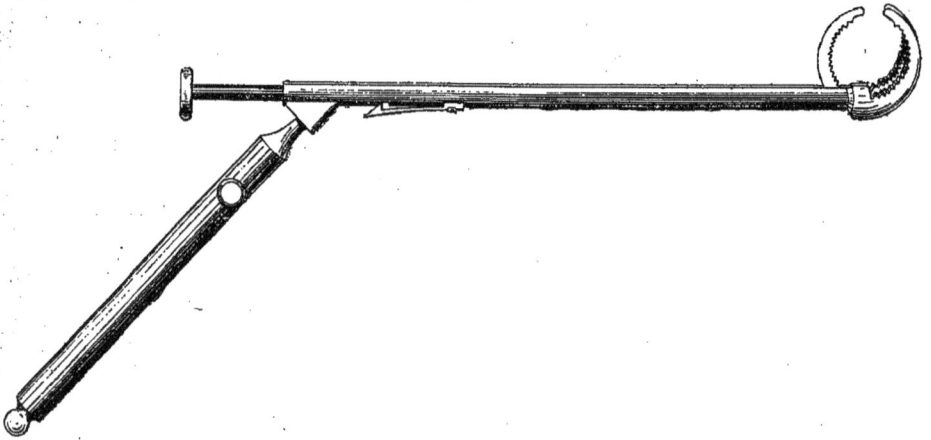

Fig. 1. — Pince pour arrêter l'hémorrhagie de la région amygdalienne,
brevetée *s. g. d. g.*, 1/2 *de la grandeur naturelle.*

*on diminue l'espace des deux mors. Lorsque l'hémostase
est complète, on enlève le manche en pressant sur le
bouton.*

*Les mors ont des formes et des grandeurs variables,
suivant la partie que l'on veut saisir.*

*Pour enlever la pince, il suffit d'appuyer sur le ressort
fixé à la partie inférieure de la tige extérieure.*

*Grâce à cet appareil, on peut arrêter instantanément
tout écoulement de sang.*

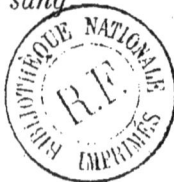

Au-dessus de 7 à 8 ans, rarement les amygdales gênent par leur volume lui-même, mais on se trouve en présence d'angines à répétition.

Tout d'abord l'amygdalotome de Fahnestock doit être rejeté ; à quoi bon s'exposer à une hémorrhagie dangereuse qui, pour rare qu'elle soit, n'est pas moins possible, surtout lorsque l'on a d'autres procédés.

Nous aurons encore trois méthodes : rapide ; demirapide et lente.

Si l'amygdale est lisse, volumineuse, sans cryptes, *l'anse électrique est l'instrument de choix : c'est une méthode rapide et sans danger ;* mais avant de l'employer, il faut toujours s'assurer que le malade ne réagit pas trop sous l'influence de la galvanocaustie.

L'opération dure à peu près un quart de minute.

J'ai modifié le serre-nœud ordinaire, de manière à en faire un amygdalotome électrique. L'appareil se compose des mêmes parties que l'instrument de Fahnestock : une fourche, pour saisir la partie enlevée, un anneau qui sert de guide ; le sécateur est remplacé par le fil du serre-nœud.

En pressant sur le bouton A (fig. 2), le fil se serre à froid, et le mouvement s'arrête lorsque la résistance du tissu fait équilibre à la force de traction du ressort : l'hémostase est complète : alors on presse un instant le bouton B (fig. 2), le courant passe et le fil se serre de nouveau pour s'arrêter ensuite ; en quelques interruptions rapides, l'amygdale est complètement sectionnée.

Il n'y a pas une goutte de sang, si le fil a été maintenu au rouge sombre par des intermittences rapides : si le fil avait été porté au rouge blanc, l'eschare aurait été volatilisée et l'amygdale saignerait un peu ; mais cette petite hémorrhagie ne doit donner aucune inquiétude ; elle s'arrête très vite, car le *fil a d'abord été serré à froid*.

Si, par un hasard peu probable, l'écoulement continuait, on l'arrêterait instantanément avec la pince décrite précédemment.

On a donc un appareil presque aussi rapide que l'amygdalotome de Fahnestock, facile à mettre en place, fonctionnant automatiquement, pouvant remplir toutes les indications et surtout mettant à l'abri de tout danger : nous allons le décrire en détail.

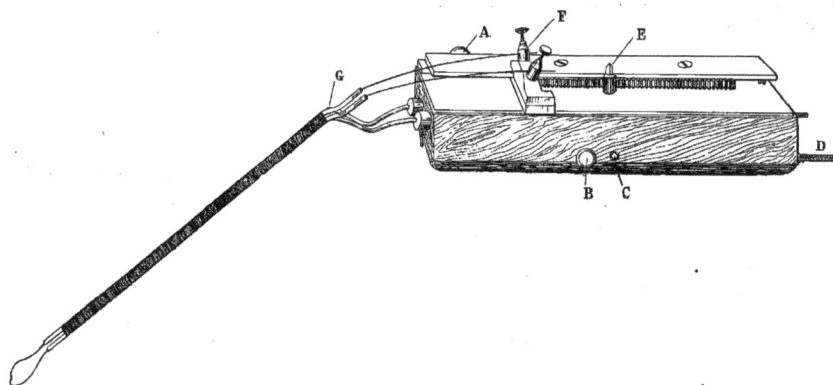

Fig. 2. — Serre-nœud automatique (Breveté s. g. d. g.) 1/2 de la grandeur naturelle. — A, bouton mettant en mouvement le mécanisme d'horlogerie; B, bouton faisant passer le courant électrique; C, vis qui une fois serrée laisse passer le courant d'une façon continue; D, point de départ des fils allant à la source d'électricité; E, pivot servant à remonter au moyen de la clef (fig. 5) le mécanisme d'horlogerie; F, chariot isolé entraînant l'anse en fil de fer; G, tubes creux isolés traversés par le courant.

### DESCRIPTION.

*Pour qu'un serre-nœud électrique ordinaire soit utile, il faut d'abord serrer l'anse à froid de manière à produire l'hémostase, puis faire passer le courant par intermittences en continuant à maintenir le fil serré au maximum. En pratique cette double opération est difficile.*

*Dans ce nouvel appareil (fig. 2) le fil du serre-nœud est mis en mouvement par un mécanisme d'horlogerie placé dans le manche de l'instrument; en appuyant sur le bouton A, le fil se serre d'une façon continue et constante et on ne fait passer le courant, en appuyant sur le bouton B, qu'à l'instant où, le mouvement s'arrêtant, l'hémostase est complète : aussitôt le mouvement recommence; lorsqu'il s'arrête, de nouveau on fait passer le courant et ainsi de suite.*

*C'est, en résumé, un écraseur électrique pouvant servir dans tous les cas où on employait le serre-nœud ordinaire.*

*Les intermittences sont produites soit en appuyant sur le bouton B, soit en serrant la vis C et en interposant dans le circuit un interrupteur à pédale.*

*Il suffit d'un courant de 2 à 3 volts, pouvant donner de 8 à 12 ampères; on emploiera soit le courant de la ville transformé, soit une pile au bichromate, soit des accumulateurs.*

*Le rhéostat sera, au début de l'opération, à une résistance moyenne, le fil devant être au rouge dans l'air. Si l'opération marche normalement, on n'y touche pas, les interruptions rapides suffisant à maintenir le rouge sombre; mais si, par hasard, l'opérateur se trouve en présence d'un*

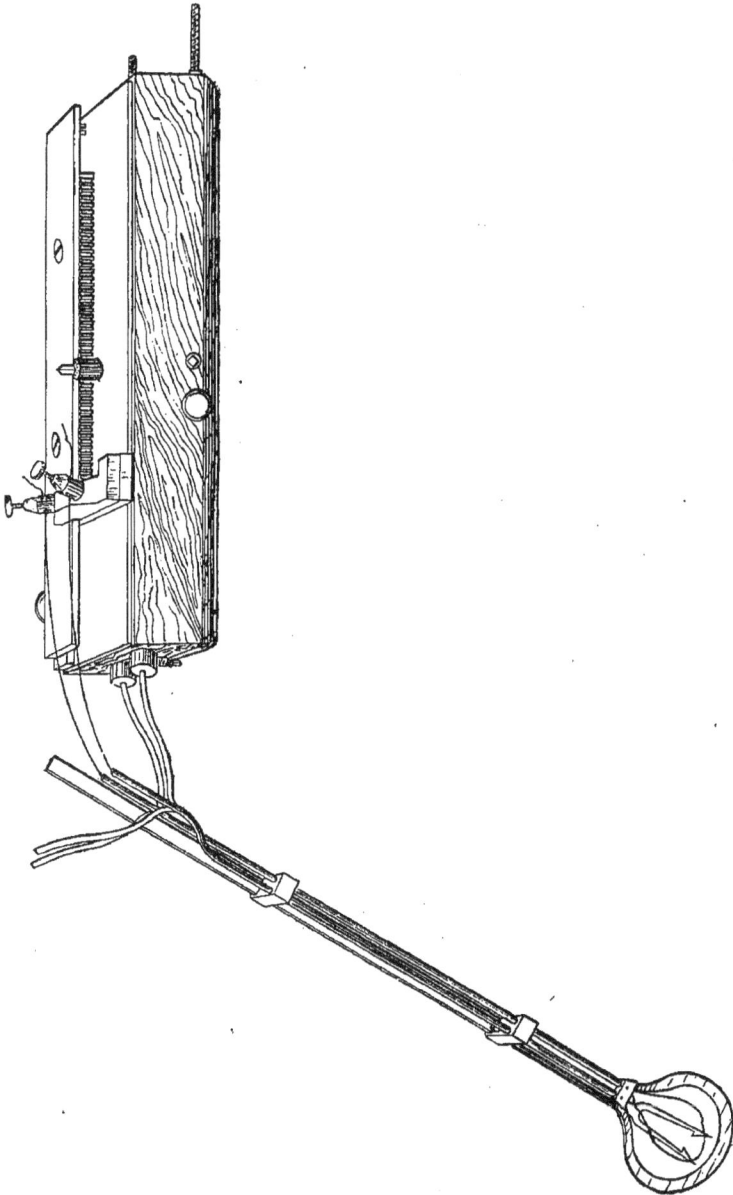

Fig. 3. — Serre-nœud transformé en amygdalotome (Breveté s. g. d. g.)
1/2 de la grandeur naturelle.

*obstacle imprévu forçant de suite à interrompre, le rhéo-
stat est mis au minimum de résistance, le fil se coupe et le
serre-nœud est retiré sans effort.*

*Pour se servir de l'appareil comme amygdalotome*

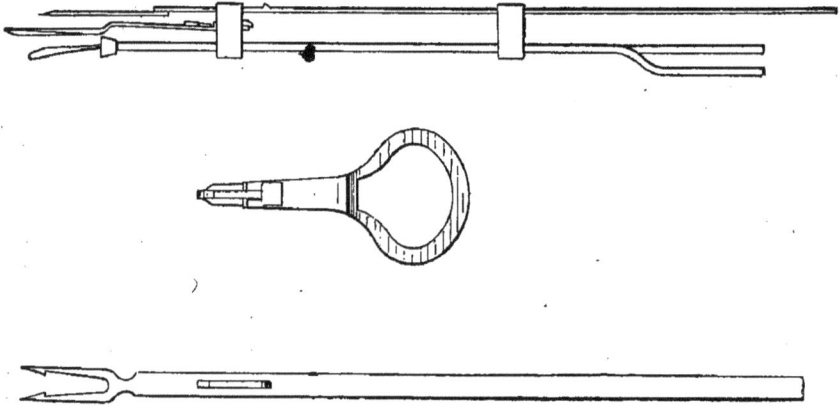

Fig. 4. — Cette figure montre : en bas, la fourche servant à retenir la
partie coupée ; au milieu, l'anneau mobile qui soutient l'anse ; en haut,
le porte-fil, l'anneau et la fourche dans leurs positions respectives.
1/2 de la grandeur naturelle.

*(fig. 3), on met à l'extrémité du porte-fil un anneau mo-
bile de diamètre variable qui soutiendra l'anse quand on
chargera l'amygdale ; une fourche placée en dedans pique*

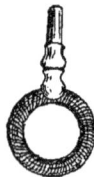

Fig. 5. — Clef servant à remonter l'appareil et à serrer les vis. 1/2 de la
grandeur naturelle.

*la partie enlevée ; pour l'autre amygdale, il suffit de re-
tourner le porte-fil de manière que la partie supérieure
devienne la partie inférieure.*

Le morcellement est indiqué en présence d'amygdales déchiquetées, dont on peut saisir facilement certaines parties ; si le volume de la pince devient gênant, on emploie le serre-nœud automatique ; l'amygdale est sectionnée par portions et même à froid dans beaucoup de cas ; alors on touche la surface avec la solution iodo-iodurée ou bien avec une solution de résorcine.

Mais lorsque l'amygdale est absolument lisse, molle, parfois presque friable, ce qui ne se présente que si le malade n'est pas sujet aux angines à répétition, la galvanopuncture agit d'une manière efficace et rapide.

Dans ce dernier cas, il n'y a d'utilité à se faire enlever les amygdales que si elles gênent par leur volume lui-même, ce qui est bien rare chez l'adulte.

Enfin quelquefois le malade ne veut se soumettre à aucune intervention : que conseiller en présence des angines à répétition ?

Je fais toucher le tissu enflammé par le malade lui-même, matin et soir, avec une solution concentrée de résorcine ; les amygdales diminuent de volume et, fait très important, les angines disparaissent et ne reviennent plus ; c'est ce qui m'a fait dire que ce traitement agissait non seulement sur l'élément inflammatoire, mais sur le tissu lui-même ; seulement cela dure deux mois parfois ; mais c'est un traitement facile, sans danger, et que le malade peut faire lui-même (1).

Il est bien évident que nous posons ici des règles générales, et qu'il faudra toujours tenir compte des antécédents du malade.

---

(1) Traitement médical des végétations adénoïdes (Masson, éditeur).

Par exemple, chez l'enfant hémophylique, jamais on n'emploiera l'instrument tranchant.

Chez le tuberculeux on se servira de l'électricité ou de la résorcine.

En résumé, il y a des indications et des contre-indications nombreuses dont il faut savoir tenir compte, *et il ne faut pas couper tout ce qui dépasse les piliers.*

# OUVRAGES DU MÊME AUTEUR

Anatomie descriptive du sympathique thoracique des oiseaux (Médaille de la Faculté de Paris).

Anatomie et histologie du sympathique des oiseaux.

Questions de physique, 3e édition (MASSON).

Memento d'histoire naturelle (MASSON).

Note sur un nouveau sphygmographe (récompensé par la Faculté de médecine).

Électricité médicale et galvanocaustie.

Utilité des injections de liqueur de VAN SWIETEN dans le tissu des tumeurs d'aspect cancéreux.

Stéthoscope à renforcement (récompensé par la Faculté de médecine).

Traitement de la diphtérie.

Traitement médical des tumeurs adénoïdes.

Les divers traitements de l'hypertrophie des amygdales.

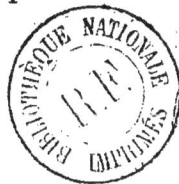

4134-96. — CORBEIL. Imprimerie ÉD. CRÉTÉ.